EL LIBRO DE COCINA COMPLETO DE RECETAS DE LA DIETA DE AYUNO 5: 2 En Español/ THE KITCHEN BOOK FULL OF RECIPES OF THE FAST DIET 5: 2 in Spanish

dificultad o daño que les pueda ocurrir después de haber realizado la información aquí descrita.

Además, la información de las páginas siguientes está destinada únicamente a fines informativos y, por lo tanto, debe considerarse como universal. Como corresponde a su naturaleza, se presenta sin garantía de su validez prolongada o de su calidad provisional. Las marcas registradas que se mencionan se hacen sin consentimiento por escrito y de ninguna manera pueden ser consideradas como un endoso del titular de la marca registrada.

Tabla de contenido

Introducción

Felicitaciones por comprar este libro y gracias por hacerlo.

Los siguientes capítulos analizarán todas las recetas que necesita saber para comenzar con la dieta 5: 2. Este plan de dieta es simple de seguir. Tienes dos días durante la semana en que ayunas y cinco días en los que puedes deleitarte (dentro de lo razonable). La idea es que con los dos días de ayuno, que no deberían ser consecutivos, puede consumir menos calorías y perder peso sin todo el trabajo.

La parte más difícil de este plan de dieta es encontrar comidas que sean lo suficientemente bajas en calorías para que no rompas el ayuno. Además, seguro desea quedar satisfecho también, para que no tenga que lidiar con toda la tentación. Esta guía le proporcionará muchas comidas excelentes para el desayuno, el almuerzo, la cena y el postre, todas con menos de 350 calorías. Esto las hace fáciles de adaptar a su día, ya sea que esté en un día de alimentación completa o en un día de ayuno, ¡y puede darle los resultados que desea! ¡Tómese un tiempo para revisar las recetas y elegir las que quiera probar primero!

Hay muchos libros sobre este tema en el mercado, ¡gracias de nuevo por elegir este! Se hizo todo lo posible para garantizar que esté lleno de tanta información útil como sea posible. ¡Por favor, disfruta!

Capítulo 1: Recetas de desayuno

Compota de Arándanos y Yogurt

Calorías: 75

Qué utilizar

- Salvado (1 cucharadita)
- Yogurt sin grasa (3 cucharadas)
- Arándanos (50)

Cómo se hace

1. Saca un tazón y coloca los arándanos adentro. Coloca en el microondas y calienta a temperatura alta durante unos 45 segundos para que los arándanos exploten.
2. Saca el tazón del microondas y deja que se enfríen un poco.
3. Cuando los arándanos estén listos, cubra con el salvado y el yogur antes de servir.

Tostadas de Miel y Requesón

Calorías: 130

Qué utilizar

- Miel (1 cucharadita)
- Requesón (2 cucharadas)
- Pan (1 rebanada)

Cómo se hace

1. Tome la rebanada de pan y colóquela en la tostadora, tostando ligeramente según sus preferencias.
2. Extienda el requesón sobre la rebanada de pan y luego rocíe un poco de miel antes de servir.

Tortilla Suiza y de Pera

Calorías: 121

Qué utilizar

- Queso suizo rallado (1.5 oz.)
- Leche de almendras (1.5 cucharadas)
- Huevos (3)
- Sal (0.25 cucharadita)
- Pera picada (0.25)
- Chalota cortada en cubitos (1)
- Aceite de oliva (1 cucharada)

Cómo se hace

1. Calienta una sartén. Cuando la sartén esté tibia, agregue la sal, la pera y la chalota y cocine por cinco minutos.
2. Mientras se cocina, saque un tazón y mezcle la leche de almendras y los huevos. Vierta eso sobre las peras para cocinar.
3. Una vez que vea que los bordes se están poniendo blancos y que el fondo ha comenzado a cocinarse, voltee la tortilla.
4. Agregue el queso a la mitad y doble la tortilla por la mitad. Cocine un poco más para derretir el queso.

Batido de té Chai

Calorías: 123

Qué utilizar

- Hielo
- Stevia (0.25 cucharadita)
- Canela (0.25 cucharadita)
- Yogurt de vainilla (0.25 taza)
- Plátano (0.5)
- Té chai preparado (0.5 taza)
- Leche de almendras (0.5 taza)
- Harina de lino (1 cucharadita)

Cómo se hace

1. Para comenzar, mezcle la harina de lino y la leche de almendras y deje reposar un poco mientras trabaja con los otros ingredientes.
2. Saque una licuadora y agregue el resto de los ingredientes dentro hasta que quede suave y cremosa.
3. Agregue un poco de hielo junto con la mezcla de leche de almendras y mezcle un poco más. Espolvoree un poco de canela encima y luego sirva.

Tortilla de clara de huevo

Calorías: 78

Qué utilizar

- Pimienta
- Cebollino picado (2)
- Calabacín rallado (1)
- Tomate cortado en cubitos (1)
- Claras de huevo batidas (2)

Cómo se hace

1. Saca una sartén y deja que se caliente a fuego lento. Pon la parrilla en alto también.
2. Agregue las claras de huevo a un tazón y sazone con la pimienta antes de agregar a la sartén, girando para que se extienda.
3. Cuando el fondo de la tortilla haya comenzado a cocinarse, espolvoree las cebolletas, los tomates y los calabacines y caliéntelos durante unos segundos.
4. Quite esto del fuego y colóquelo debajo de la parrilla, asegurándose de dejar el mango fuera del horno. Después de otro minuto, es hora de disfrutar.

Bollos de queso

Calorías: 162

Qué utilizar

- Tiras de tocino picado (3)
- Suero de mantequilla (2 cucharadas)
- Huevo batido (10 hierbas (3 cucharadas)
- Queso parmesano (4 cucharadas)
- Mantequilla (75g)
- Harina con levadura (250 g)

Cómo se hace

1. Permita que el horno se caliente hasta 420 grados. Saque una sartén y cocine el tocino hasta que esté crujiente, revolviendo en el camino. Escurra el tocino y manténgalo sobre una toalla de papel.
2. Tamice la harina dentro de un tazón y agregue la mantequilla. Mezclar con las manos hasta obtener pan rallado. Agregue las hierbas y el parmesano junto con el tocino.
3. Bata el suero de leche y los huevos en un tazón diferente antes de agregarlos a las migas de pan. Forme esto en una bola.
4. Coloque la masa sobre una superficie enharinada y forme un redondo. Use un cortador de galletas redondo para hacer círculos de la masa.
5. Coloque estos círculos en una bandeja para hornear y póngalos en el horno. Después de 10 minutos, los bollos deben estar listos y puede servir.

Desayuno en taza

Calorías: 240

Qué utilizar

- Berros (1 puñado por cada plato)
- •Aceite de oliva
- Huevos (8)
- Tomates cherry (8)
- Lonchas de jamón (4)
- Rebanadas de pan (8)

Cómo se hace

1. Encienda el horno y deje que se caliente hasta 340 grados. Engrase ligeramente un molde para magdalenas.
2. Tome el pan y corte pequeños círculos de ellos. Coloque uno en cada compartimiento del molde para panecillos y empuje hacia abajo para mantenerlos en su lugar.
3. Coloque el molde para magdalenas en el horno y hornee durante diez minutos, para que queden crujientes. Sacar del horno y dejar enfriar.
4. Divida el jamón entre las 8 secciones en el molde para magdalenas y rompa un huevo en cada una. Poner de nuevo en el horno.
5. Esto debe cocinarse durante otros 10 minutos para que el huevo tenga tiempo de fraguar. Servir con berros y disfrutar.

Panqueques

Calorías: 285

Qué utilizar

- Jarabe de arce (4 cucharadas)
- Aceite de oliva (3 cucharadas)
- Leche desnatada (300 ml)
- Huevo (1)
- Harina de trigo sarraceno (50 g)
- Harina integral (50g)

Cómo se hace

1. Tamiza ambas harinas en un tazón para combinarlas. En otro tazón, bata la leche y el huevo antes de agregarlos con las harinas para hacer una masa.
2. Deje reposar esta masa durante unos 30 minutos, para que tenga tiempo de combinar.
3. Después de este tiempo, caliente un poco de aceite en una sartén hasta que esté caliente, pero sin humear. Agregue unas cucharadas de la masa y cocine por unos minutos antes de voltear y cocinar del otro lado.
4. Pase a un plato y repita esto hasta que tenga ocho panqueques. Sirva dos panqueques por persona.

Avena de especias de otoño

Calorías: 265

Qué utilizar

- Jengibre (0.25 cucharaditas)
- Canela (.5 cucharaditas)
- Avena arrollada (.5 taza)
- Pera asiática (.5 taza)
- Leche de almendras (.66 taza)
- Jugo de manzana (.33 taza)

Cómo se hace

1. Saque la cacerola y coloque la pera, la leche y el jugo dentro. Caliente esto en la estufa hasta que esté hirviendo.
2. Agregue la avena arrollada a esta mezcla y luego baje el fuego a bajo. Cocine todos los ingredientes juntos hasta que estén listos.
3. Espolvoree el jengibre y la canela y luego sirva caliente.

Tostada Francesa De Frambuesa

Calorías: 294

Qué utilizar

- Rodajas de naranja (4)
- Vainilla (1 guión)
- Frambuesas (100 g)
- Mantequilla (1 cucharada)
- Pan (8 rebanadas)
- Leche descremada (1.5 taza)
- Huevos (3)
- Copos de maíz (2 tazas)

Cómo se hace

1. Agregue los copos de maíz en un procesador de alimentos y pulse varias veces.
2. Saque un tazón y bata la leche y los huevos. Cuando se combinen, agregue la vainilla.
3. Remoje las rebanadas de pan dentro de la mezcla de huevo y luego cubra con los copos de maíz.
4. Saque la sartén y derrita la mantequilla encima. Cocine cada rebanada de pan durante unos minutos en ambos lados, para que se dore y quede crujiente.
5. Sirva con un toque de naranja y algunas frambuesas y disfrute.

Budín de mantequilla de almendras

Calorías: 290

Qué utilizar

- Manzana en rodajas (1)
- Aceite de coco derretido (1 cucharada)
- Leche de almendras (2 cucharadas)
- Sal
- Mantequilla de almendras (2 cucharadas)
- Higos picados, secos (1)
- Semillas de chía (1 cucharada)
- Pera picada (1)
- Compota de manzana (.5 taza)

Cómo se hace

1. Saque la licuadora y combine la pera y el puré de manzana hasta que la mezcla esté suave.
2. Cuando termine, agregue la mantequilla de almendras, el higo y las semillas de chía. Deje que esto se combine y luego deje reposar durante 10 minutos o más.
3. Después de que hayan transcurrido los diez minutos, agregue la leche de almendras y la sal y mezcle un poco más hasta que se combinen.
4. Mientras la licuadora todavía funciona, rocíe lentamente el aceite de coco hasta que esté todo combinado.
5. Sirva esta salsa con las rodajas de manzana y disfrute.

Capítulo 2: Recetas de almuerzo

Pan crujiente de tomate

Calorías: 112

Qué utilizar

- Pan crujiente de centeno (4)
- Pimiento verde en rodajas (1)
- Vinagre balsámico (1 cucharadita)
- Perejil picado (2 cucharadas)
- Lima rallada y en jugo (1)
- Chile rojo, cortado en cubitos (1)
- Tomates cherry cortados en cubitos (8)

Cómo se hace

1. Mezcle todos sus ingredientes además de los panes crujientes hasta que estén bien combinados.
2. Deje que estos ingredientes reposen durante unos diez minutos.
3. Cuando se acabe el tiempo, sirva encima del pan crujiente y luego sirva.

Ensalada Asiática

Calorías; 140

Qué utilizar

- Pimienta
- Sal
- Brotes de soja (0.5 taza)
- Lechuga romana (1 taza)
- Bok choy (1 taza)
- Manzana picada (0.5)
- Pepino picado (0.5 taza)
- Agua (1 cucharada)
- Vinagre balsámico (1 cucharada)
- Aceite de sésamo (1 cucharadita)
- Brócoli picado (0.5 taza)

Cómo se hace

1. Agregue una taza de agua a una sartén y deje que hierva. Agregue el brócoli y cocine por unos minutos. Cuando el brócoli esté listo, agréguelo a un recipiente con agua helada para ayudar a detener el proceso de cocción.
2. Coloque el agua, el vinagre balsámico y el aceite de sésamo en un tazón y revuélvalos.
3. Ahora agregue las verduras, la manzana, el pepino y el brócoli al tazón. Cubra con los brotes y sazone con un poco de pimienta y sal antes de servir.

Champiñones con Espinacas y Ajo

Calorías: 135

Qué utilizar

- Pimienta
- Espinacas pequeñas (100g)
- Corteza de limón (1)
- Queso crema de ajo y hierbas (100g)
- Agua (4 cucharadas)
- Champiñones (4)

Cómo se hace

1. Agregue el agua a una sartén y caliéntela. Agregue los champiñones y déjelos calentar hasta que estén suaves.
2. Mientras se cocinan los champiñones, mezcle la cáscara y el queso crema y luego divida los champiñones. Coloque la tapa encima y cocine por cinco minutos.
3. Quite la tapa y agregue las espinacas con los champiñones. Vuelva a colocar la tapa y cocine un poco más. Servir cuando esté listo.

Sopa de melón y jengibre

Calorías: 80

Qué utilizar

- Hojas de menta
- Nuez moscada (1 cucharadita)
- Leche (0.25 taza)
- Miel (1 cucharada)
- Sal
- Jugo de lima (.5)
- Jengibre rallado (1.5 cucharaditas)
- Melón en cubos (1)

Cómo se hace

1. Saque la licuadora y agregue todos los ingredientes además de las hojas de menta y la leche dentro. Mezcle estos juntos hasta que quede suave.
2. Ahora agregue la leche y mezcle un poco más. Decorar con la hoja de menta y luego servir.

Pizzas De Calabacín

Calorías: 210

Qué utilizar

- Sal
- Condimento italiano (1 cucharadita)
- Mozzarella (0.25 taza)
- Salsa marinara (2 cucharadas)
- Aceite de oliva (1 cucharadita)
- Calabacín en rodajas (1)

Cómo se hace

1. Permita que el horno se caliente hasta 350 grados. Forre una bandeja para hornear con papel pergamino.
2. Saque un tazón y mezcle el aceite con las rodajas de calabacín. Agregue estos a la bandeja para hornear y cubra con un poco de salsa marinara, queso, condimento italiano y sal.
3. Coloque en el horno para hornear por 15 minutos y luego sirva.

Quesadilla de duraznos y brie

Calorías: 225

Qué utilizar

- Corteza de lima rallada (1 cucharadita)
- Jugo de lima (2 cucharadas)
- Miel (2 cucharadas)
- Tortillas de harina (2)
- Queso Brie (3 oz.)
- Azúcar moreno (1 cucharadita)
- Cebollín picado (1 cucharada)
- Melocotones en rodajas (1 taza)

Cómo se hace

1. Saque un tazón y agregue el azúcar morena, el cebollín y los duraznos. Mezcle todo para cubrir.
2. Unte la mitad de cada tortilla con la mitad del queso brie y la mitad de los duraznos. Doble esto por la mitad y agréguelo a una sartén caliente.
3. Cocine estos por unos minutos en cada lado para dorarlos un poco. Sacar de la sartén y mantener el calor.
4. Saque otro tazón y mezcle la cáscara de lima, los jugos de lima y la miel. Sirva esto con las quesadillas.

Hamburguesas de pavo

Calorías: 217

Qué utilizar

- Salsa
- Lechuga crujiente
- La ralladura y el jugo de un limón (0.5)
- Aceite de oliva (1 cucharada)
- Cebolla roja picada (0.5)
- Mostaza de grano (0.5 cucharadita)
- Manzana en cubos (1)
- Remolachas en cubitos (4)
- Hamburguesas
- Pimienta
- Sal
- Jugo de limón (0.5)
- Cebolla roja dulce cortada en cubitos (0.5)
- Tomillo (2 cucharaditas)
- Carne picada de pavo magra (450 g)

Cómo se hace

1. Saque un tazón y mezcle el pavo, el jugo de limón, la cebolla picada y el tomillo. Forme esto en cuatro empanadas.
2. Saque otro tazón y mezcle todos los ingredientes para la salsa y reserve.
3. Encienda la parrilla y deje que se caliente. Cocine las hamburguesas en cada lado durante unos 6 minutos.
4. Sirva una hamburguesa por persona y agregue la lechuga para decorar y la salsa.

Sopa de gazpacho

Calorías: 176

Qué utilizar

- Pimiento verde y rojo, cortado en cubitos (0.5 cada uno)
- Cebolletas picadas (2)
- Pimienta
- Sal
- Vinagre de Jerez (2 cucharadas)
- Aceite de oliva (1 cucharada)
- Pepino en cubos (0.5)
- Dientes de ajo (3)
- Cebolletas picadas (4)
- Tomates (2.2 lbs.)

Cómo se hace

1. Ponga el pepino, el ajo, la cebolleta y los tomates en una licuadora y déjelos pulsar hasta que estén suaves.
2. Empuje esta mezcla a través de un tamiz varias veces para ayudar a eliminar las pieles y las pulpas.
3. Vuelva a colocarlo en la licuadora y agregue lentamente el vinagre de jerez y el aceite de oliva. Sazone esto y colóquelo en la nevera para que se enfríe un poco.
4. Sirva con cebolletas y pimientos picados encima.

Pasteles De Cangrejo Tailandeses

Calorías 224

Qué utilizar

- Aceite vegetal (1 cucharada)
- Jugo de limón (.5)
- Cebolletas picadas (4)
- Cilantro picado (1 puñado)
- Chile rojo cortado en cubitos (1)
- Pan rallado (5 oz.)
- Huevos batidos (2)
- Puré de papa, frío (8 oz.0
- Carne de cangrejo enlatada (12 oz.)
- Para la Salsa:
- Azúcar moreno (1 cucharadita)
- Jugo de lima (.5)
- Diente de ajo (1)
- Salsa de soja (3 cucharadas)

Cómo se hace

1. Saque un tazón y mezcle todos los ingredientes para la salsa hasta que estén bien combinados. Pon esto a un lado.
2. Ahora saque otra sartén y mezcle la mitad del huevo batido con el jugo de limón, el chile, la cebolleta, el cilantro, las papas y la carne de cangrejo.
3. Forme esto en 12 pasteles y espolvoree con harina. Sumerja esto en el resto del huevo batido y luego en las migas de pan.
4. Caliente un poco de aceite en una sartén y luego agregue los pasteles. Fría esto durante los próximos diez minutos, asegurándose de voltear.

5. Después de este tiempo, saque los pasteles de la sartén, escúrralos en toallas de papel y luego sírvalos con un poco de su salsa.

Ensalada de nueces y fresas

Calorías: 203

Qué utilizar

- Queso de cabra suave (1 cucharada)
- Aceite de macadamia (1 cucharadita)
- Vinagre balsámico (1 cucharada)
- Miel (1 cucharadita)
- Nueces picadas (1 cucharada)
- Fresas a la mitad (1 taza)
- Espinacas tiernas (2.5 tazas)

Cómo se hace

1. Saque un tazón grande y mezcle el aceite, el vinagre balsámico y la miel. Agregue un poco de agua si es demasiado espesa.
2. Agregue las espinacas al tazón y mezcle con los otros ingredientes. Deje esto en remojo durante los próximos diez minutos.
3. Cuando esté listo para servir, revuelva las espinacas nuevamente y cubra con queso de cabra, nueces y fresas.

Capítulo 3: Recetas de la cena

Pollo Oriental

Calorías: 157

Qué utilizar

- Jengibre picado (4 rodajas)
- Salsa de soja (2 cucharaditas)
- Pak choi (1 cabeza)
- Champiñones en rodajas (4)
- Pechuga de pollo (120 g)

Cómo se hace

1. Es mejor usar una cesta de vapor para hacer esto. Tome un plato y ponga el pak choi sobre él, seguido con un poco de salsa de soja, el jengibre, los champiñones y luego el pollo encima.
2. Colóquelos en el vaporizador y déjelos al vapor durante diez minutos, o hasta que el pollo esté tierno y listo.
3. Divida en dos porciones y sirva.

Bacalao de limón

Calorías: 98

Qué utilizar

- Pimienta
- Vinagre balsámico (1 cucharada)
- Tomates cherry (6)
- Tallo de menta, picado (1)
- Zumo de limón y cáscara (1)
- Filete de bacalao (65 g)

Cómo se hace

1. Permita que el horno se caliente hasta 320 grados. Rasgue suficiente papel de aluminio para cubrir el pescado.
2. Agregue el pescado al papel aluminio y luego exprima un poco de jugo de limón encima junto con la ralladura y la menta. Doble la lámina para asegurarse de que no salgan jugos.
3. Coloque los tomates y el vinagre en el pescado también y póngalos en el horno para hornear.
4. Después de 12 minutos, el pescado debe estar bien cocido, y puede sacarlo del horno para que se enfríe antes de servirlo.

Chow Mein Vegetal

Calorías: 143

Qué utilizar

- Lima (0.5)
- Fideos Shirataki (150 g)
- Salsa de ostras (1 cucharada)
- Vinagre de vino de arroz (1 cucharada)
- Salsa de soja (1 cucharada)
- Zanahoria en rodajas (1)
- Brócoli picado (125g)
- Pimiento rojo en rodajas (1)
- Champiñones en rodajas (125 g)
- Aceite vegetal (1 cucharada)

Cómo se hace

1. Eche un vistazo a las instrucciones del paquete para ver cómo cocinar los fideos. Cuando terminen, déjelos a un lado.
2. Saque la sartén y caliente el aceite vegetal. Agregue las verduras preparadas y déjelas cocinar por tres minutos. Agréguelos con los fideos.
3. Cubra esta mezcla con la salsa de ostras, el vinagre y la salsa de soja. Divida en dos porciones y sirva con la lima exprimida encima.

Coctel de Camarones

Calorías: 95

Qué utilizar

- Anillo de piña (1)
- Pimienta de cayena (2 pizcas)
- Hojas de lechuga ralladas (4)
- Mayonesa (1 cucharada)
- Salsa de chile dulce (2 cucharaditas)
- Camarones sin cáscara (10)

Cómo se hace

1. Saque un tazón pequeño y mezcle el chile dulce y la mayonesa para preparar su aderezo.
2. Coloque la lechuga en el fondo de dos tazones.
3. En otro tazón, combine los trozos de piña con los camarones. Divida esto entre los dos platos con la lechuga.
4. Cubra con el aderezo y un poco de pimentón y pimienta antes de servir.

Horneado de carne provenzal

Calorías: 123

Qué utilizar

- Hierbas italianas (2 cucharaditas)
- Dientes de ajo en rodajas (2)
- Berenjena cortada en cubitos (1)
- Tomates picados (lata de 240 g)
- Carne molida (60 g)

Cómo se hace

1. Permita que el horno se caliente hasta 320 grados. Mientras se calienta, fríe la carne molida con ajo hasta que esté lista. Escurrir la grasa extra.
2. Agregue las berenjenas y fría por un poco más. Mezcle las hierbas mixtas y los tomates.
3. Vierta esta mezcla en una fuente para horno y colóquela en el horno. Después de diez minutos, puede sacarlo y dejar que se enfríe.
4. Divida entre dos platos y sirva.

Quiches Vegetarianos

Calorías: 185

Qué utilizar

- Sustituto de huevo líquido (1 caja)
- Queso Monterey Jack (0.75 taza)
- Granos de maíz (0.5 taza)
- Castañas de agua (0.25 taza)
- Floretes de brócoli (1.5 taza)
- Queso parmesano (2 cucharadas)
- Galletas desmenuzadas (6)

Cómo se hace

1. Permita que el horno se caliente hasta 350 grados. Saque un molde para panecillos y lubríquelos ligeramente.
2. Agregue el parmesano y las migas de galleta en un tazón pequeño. Hervir nuestro brócoli durante unos minutos antes de escurrirlo y picarlo.
3. Agregue el queso, el maíz, la mezcla de galletas, las castañas de agua y el brócoli en cada taza de panecillos. Vierta el sustituto de huevo en la parte superior.
4. Agregue estos al horno y hornee por 20 minutos o hasta que esté listo. Permítales reposar unos minutos antes de servir.

Chile vegetal

Calorías: 220

Qué utilizar

- Agua
- Arroz integral (5 oz.)
- Crema agria para servir
- Judías verdes (5 oz.)
- Frijoles (14 oz.)
- Tomates picados (14 oz.)
- Champiñones en rodajas (8 oz.)
- Comino molido (2 cucharaditas)
- Aceite de oliva (1 cucharada)
- Chiles rojos picados (2)
- Dientes de ajo machacados (2)

Cómo se hace

1. Cocine el arroz siguiendo las instrucciones de la bolsa. Drene el agua y mantenga el arroz caliente.
2. Fríe el chile y el ajo con un poco de aceite durante unos minutos antes de agregar los champiñones y el comino. Cocine por unos minutos más.
3. Agregue los frijoles, los tomates y un poco de agua. Revuelva y cocine a fuego lento por otros 10 minutos.
4. Finalmente, agregue las judías verdes y cocine por otros 5 minutos para que la salsa espese.
5. Divida esta mezcla entre cuatro tazones y sirva con una cuarta parte del arroz junto con un poco de crema agria en cada uno.

Wraps de Tofu

Calorías: 183

Qué utilizar

- Tofu (paquete 0.25)
- Ciruela cortada en cubitos (1)
- Jugo de lima (1 cucharadita)
- Aceite de oliva (1 cucharadita)
- Aminos de coco (1 cucharadita)
- Sal
- Pimienta blanca
- Lechuga romana (1 hoja)
- Brotes (0.25 taza)
- Pepino cortado en cubitos (2 cucharadas>)
- Zanahoria rallada (2 cucharadas)

Cómo se hace

1. Saque un tazón y mezcle el jugo de lima, el aceite de oliva y los aminoácidos. Agregue la ciruela y añádala a la salsa.
2. Desmenuzar el tofu en el tazón y agregar el pepino y la zanahoria. Deje que estos ingredientes se marinen juntos durante al menos diez minutos.
3. Envuelva estos ingredientes en una hoja de lechuga y sirva con los brotes.

Cena Tostada

Calorías: 205

Qué utilizar

- Guacamole (1 cucharada)
- Crema agria (1 cucharada)
- •Aceitunas negras
- Tomate picado (2 cucharadas)
- Lechuga picada (0.5 taza)
- Queso rallado (2 cucharadas)
- Tortilla de maíz blanco (1)
- Frijoles refritos (3 cucharadas)

Cómo se hace

1. Extienda las tortillas y extienda los frijoles por encima. Cubra esto con un poco de queso.
2. Deje que el horno se caliente hasta 350 grados. Coloque la tortilla en una bandeja para hornear y colóquela en el horno para hornear o unos minutos.
3. Cubra esto con guacamole, crema agria, aceitunas negras, tomate y lechuga antes de servir.

Tazón de Batata

Calorías: 215

Qué utilizar

- Frijoles negros escurridos (0.25 taza)
- Requesón (0.25 taza)
- Aderezo bajo en calorías (1 cucharada)
- Ensalada verde picada (1.5 taza)
- Batata en rodajas

Cómo se hace

1. Saque una olla y agregue dos tazas de agua adentro. Agregue las rodajas de batata y reduzca el calor un poco.
2. Permita que se cocinen durante los próximos diez minutos. Drene el agua cuando se acabe el tiempo.
3. Coloque las verduras en un tazón con el aderezo y espónjelas mientras combina. Agregue las batatas y cubra con frijoles negros y queso cottage antes de servir.

Tacos De Atún

Calorías: 254

Qué utilizar

- Aceite vegetal (1 cucharada)
- Mezcla de condimentos para tacos (1 cucharada)
- Pimientos chipotle (1 cucharadita)
- Cilantro picado (3 cucharadas)
- Crema agria (.33 taza)
- Cebollas verdes picadas (1 taza)
- Repollo morado rallado (2 tazas)
- Filete de atún (8 oz.)
- Tostadas (4)

Cómo se hace

1. Para comenzar esta receta, saque un tazón y combine los pimientos chipotle, el cilantro, la crema agria y las cebollas verdes.
2. Coloque el atún en un tazón y agregue la mezcla de condimentos para tacos. Caliente un poco de aceite en una sartén antes de agregar el filete de atún. Cubra y deje que se cocine hasta que alcance la cocción deseada.
3. Baje un poco el fuego y agregue la mezcla de crema agria. Cocine para que se caliente, pero no deje que estos ingredientes comiencen a hervir.
4. Agregue las conchas al microondas y deje que se calienten por 20 segundos. Agregue el atún y la crema agria a la mezcla.
5. Cubra con el repollo morado antes de servir.

Spaghetti Rústico

Calorías: 292

Qué utilizar

- Albahaca (1 puñado)
- Pimienta
- Aceitunas negras picadas (2 oz.)
- Alcaparras picadas (1 cucharada)
- Tomates picados (14 oz.)
- Filetes de anchoa picados (4)
- Hojuelas de chile, secas
- Diente de ajo machacado (1)
- Aceite de oliva (1 cucharada)
- Espagueti (3.5 oz.)

Cómo se hace

1. Comience a cocinar los espaguetis siguiendo las instrucciones del paquete.
2. Durante ese tiempo, caliente un poco de aceite en una sartén y agregue las anchoas, el chile y el diente de ajo. Cocine durante 4 minutos para que las anchoas comiencen a disolverse dentro de la mezcla.
3. Agregue las alcaparras, las aceitunas y los tomates en este momento antes de bajar el fuego. Cocine a fuego lento durante 20 minutos para ayudar a que la salsa se espese.
4. Escurra la pasta y agréguela nuevamente a la sartén. Agregue la salsa y la albahaca fresca. Servir tibio.

Capítulo 4: Recetas de Postres

Ensalada de frutas

Calorías: 50

Qué utilizar

- Frambuesas (0.25 taza)
- Arándanos (0.25 taza)
- Piña en cubos (.33 taza)
- Fresas en rodajas (0.25 taza)
- Sandía en cubos (1 taza)
- Melón en cubos (1 taza)

Cómo se hace

1. Comience preparando todas las frutas y cortando en trozos pequeños.
2. Mezcle la fruta y guárdela en el refrigerador cuando esté listo para comer.

Peras al horno

Calorías: 50

Qué utilizar

- Azúcar moreno (0.25 cucharaditas)
- Jugo de limón (1 cucharadita)
- Canela (0.5 cucharaditas)
- Tarta de mermelada (1 cucharadita)
- Pera (1)

Cómo se hace

1. Permita que el horno se caliente hasta 350 grados. Saque una fuente para hornear y rocíe con un poco de aceite en aerosol.
2. Corte la pera por la mitad y saque las semillas y el núcleo, permitiendo que un pequeño pozo esté en el medio de ambas mitades. Coloque esto en su fuente para hornear.
3. Espolvoree un poco de jugo de limón en cada mitad de pera y cubra con la canela y el azúcar morena.
4. Agregue un poco de mermelada en cada mitad y luego ponga toda la bandeja para hornear en el horno. Hornee esto por 20 minutos hasta que estén tiernos.

Parfait de bayas

Calorías: 50

Qué utilizar

- Granola (1 cucharadita)
- Yogur griego, natural (2 cucharadas)
- Frambuesas (0.25 taza)
- Fresas en rodajas (0.25 taza)

Cómo se hace

1. Dentro de un tazón pequeño, mezcle las frambuesas y las fresas.
2. Coloque el yogurt en su tazón y luego coloque la fruta encima. Espolvorear con la granola y servir.

Magdalenas de arándanos

Calorías: 93

Qué utilizar

- Arándanos (1 taza)
- Compota de manzana (1 cucharada)
- Azúcar moreno (0.25 taza)
- Yogur griego (0.5 taza)
- Clara de huevo (1)
- Sal (0.25 cucharaditas)
- Polvo de hornear (1 cucharadita)
- Harina integral (0.75 taza)

Cómo se hace

1. Permita que el horno se caliente hasta 375 grados. Saque un molde para panecillos que pueda hacer seis panecillos y rocíe con un poco de aceite.
2. En un tazón, mezcle la sal, el polvo de hornear y la harina. En un segundo tazón, mezcle la compota de manzana, el azúcar morena, el yogur y la clara de huevo.
3. Cuando estén listos, vierta lentamente los ingredientes húmedos con la mezcla de harina y combine lentamente. Luego agregue los arándanos.
4. Coloca esta masa en los moldes para magdalenas, dejando un pequeño espacio en la parte superior para que la masa se expanda.
5. Coloque en el horno para hornear. Después de 15 minutos, las magdalenas deben estar listas y puede sacarlas del horno.
6. Deje enfriar un poco antes de servir.

Granola de fresa

Calorías: 91

Qué utilizar

- Agua (1 cucharada)
- Vainilla (1 cucharadita)
- Aceite de linaza (3 cucharadas)
- Néctar de agave (0.25 taza)
- Fresas secas (2 tazas)
- Germen de trigo (0.5 taza)
- Avena (2 tazas)

Cómo se hace

1. Permita que el horno se caliente hasta 275 grados. Saque un tazón mediano y revuelve el germen de trigo y la avena.
2. Ahora saque una sartén y caliente el agua, la vainilla, el aceite de linaza y el néctar de agave a fuego lento, pero no deje que hierva.
3. Vierta esta mezcla sobre la mezcla de avena y revuelva.
4. Saque una bandeja para hornear y cúbrala con un poco de aceite. Agregue la mezcla de avena y extiéndala antes de colocarla en el horno.
5. Después de 30 minutos, puede agregar las fresas y servir la granola un poco. Hornee por otros 15 minutos antes de dejar enfriar y servir.

Budín de pan

Calorías: 125

Qué utilizar

- Vainilla (1 cucharadita)
- Canela molida (1 cucharadita)
- Azúcar moreno (0.25 taza)
- Pasas (0.25 taza)
- Leche (2 tazas)
- Claras de huevo (8)
- Compota de manzana (2 cucharadas)
- Pan integral (6 rebanadas)

Cómo se hace

1. Permita que el horno se caliente hasta 350 grados. Use un poco de spray para cocinar para preparar una fuente para hornear.
2. Rasgue el pan y colóquelo en el fondo de la fuente para hornear.
3. Saque un tazón y mezcle la leche, las claras de huevo y el puré de manzana. Luego agregue la vainilla, la canela, el azúcar y las pasas.
4. Vierta esto encima del pan. Use un tenedor para presionar el pan en el líquido y luego colóquelo en el horno para hornear.
5. Después de 45 minutos, el pan estará bien dorado y se puede sacar del horno. Permita que se enfríe y luego disfrute.

Manzana crujiente

Calorías: 155

Qué utilizar

- Granola (0.25 taza)
- Néctar de agave (4 cucharaditas)
- Cáscara de limón rallado (1 cucharadita)
- Yogur griego normal (2 cucharadas)
- Canela
- Jengibre (0.25 cucharaditas)
- Azúcar moreno (1 cucharada)
- Manzanas en rodajas (2)
- Aceite de coco (1 cucharada)

Cómo se hace

1. Saque una sartén y derrita el aceite de coco. Agregue las rodajas de manzana a la sartén caliente y cocine por unos minutos.
2. Ahora agregue la canela, el jengibre y el azúcar y siga cocinando hasta que las manzanas estén cocidas.
3. Mientras se cocinan las manzanas, saque un tazón y combine el yogur y la cáscara de limón. Batir estos hasta que estén ligeros y esponjosos.
4. Cuando las manzanas estén listas, divida esa mezcla entre cuatro tazones. Cubra con media cucharada de yogur batido y un poco de néctar de agave.
5. Espolvoree la granola encima y disfrute.

Gofres de tostadas francesas

Calorías: 256

Qué utilizar

- Rebanadas de pan (4)
- Nuez moscada
- Canela (0.5 cucharadita)
- Vainilla (1 cucharadita)
- Azúcar (1 cucharada)
- Leche (0.5 taza)
- Huevos batidos (2)

Cómo se hace

1. Saque su plancha para gofres y rocíela con un poco de aceite en aerosol antes de calentarla.
2. En un tazón, mezcle la nuez moscada, la canela, la vainilla, el azúcar, la leche y los huevos hasta que se mezclen.
3. Sumerja el pan en esta masa, asegurándose de cubrir ambos lados.
4. Coloque la rebanada de pan en su plancha para gofres y cocine durante aproximadamente 7 minutos hasta que esté dorada. Continúe hasta que todo el pan esté listo y luego sirva.

Buñuelo de manzana

Calorías: 252

Qué utilizar

- Jugo de limón (2 cucharadas)
- Azúcar en polvo (0.5 taza)
- Manzana picada (0.5 taza)
- Huevo (1)
- Canela (0.5 cucharadita)
- Harina para todo uso (0.5 taza)
- Harina integral (0.25 taza)
- Sal
- Azúcar (2 cucharadas)
- Margarina en rodajas (2 cucharadas)
- Agua tibia (1.5 cucharadas)
- Levadura seca activa (paquete de 0.25)
- Mil (0.25 taza)

Cómo se hace

1. Caliente la leche en una sartén hasta que esté hirviendo. Mientras la leche se calienta, agregue la levadura al agua tibia y deje que se forme espuma durante cinco minutos.
2. En un tazón, mezcle la sal, el azúcar y la margarina. Cuando haya terminado, vierta la leche caliente y deje que la margarina comience a derretirse. Agregue la harina integral, el huevo, la canela y la mezcla de levadura y revuelva hasta que se mezcle.
3. Ahora agregue la harina para todo uso y forme la mezcla en una masa. Convierta esto en el mostrador y amase durante unos minutos.

4. Agregue un poco de aceite a un tazón para mezclar antes de agregar la masa. Cubra con un paño limpio y déjelo crecer durante 90 minutos.
5. Cuando termine, golpéelo hacia abajo y luego amase las manzanas preparadas. Divide en cuatro porciones y forme cada parte en una esfera.
6. Colóquelos en una bandeja para hornear y déjelos crecer durante una hora.
7. Deje que el horno se caliente a 350 grados. Coloque la bandeja para hornear en el horno y deje que hornee durante los próximos 15 minutos.
8. Mientras se hornea la masa, mezcle el jugo de limón y el azúcar en polvo para formar un glaseado.
9. Saque los buñuelos del horno y cepille el esmalte mientras se enfrían.

Conclusión

Gracias por llegar hasta el final de este libro, esperemos que sea informativo y que pueda proporcionarle todas las herramientas que necesita para alcanzar sus objetivos, sean cuales sean.

El siguiente paso es comenzar con el plan de dieta 5:2. Este plan de dieta está diseñado para ajustarse a su horario y para ayudarlo a perder el peso que desea, sin tener que seguir fórmulas complicadas ni tener que contar todas y cada una de las calorías que consume. Muchas personas encuentran que este puede ser un plan de dieta simple a seguir una vez que se acostumbren al horario y cuando puedan encontrar las recetas perfectas para ayudar con los días de alimentación completa y los días de ayuno. Siga adelante y pruebe las recetas en este libro.

\

CPSIA information can be obtained
at www.ICGtesting.com
Printed in the USA
BVHW041458200421
605393BV00002B/634

9 781801 330817